Stefan Stichlberger

Akupunkturtherapie bei Schlaganfallpatienten in der akuten Phase

AF153233

Stefan Stichlberger

Akupunkturtherapie bei Schlaganfallpatienten in der akuten Phase

Auswirkungen der Akupunktur auf das neurologische Defizit und auf die Selbstständigkeit

Reihe Humanwissenschaften

Impressum / Imprint

Bibliografische Information der Deutschen Nationalbibliothek: Die Deutsche Nationalbibliothek verzeichnet diese Publikation in der Deutschen Nationalbibliografie; detaillierte bibliografische Daten sind im Internet über http://dnb.d-nb.de abrufbar.

Alle in diesem Buch genannten Marken und Produktnamen unterliegen warenzeichen-, marken- oder patentrechtlichem Schutz bzw. sind Warenzeichen oder eingetragene Warenzeichen der jeweiligen Inhaber. Die Wiedergabe von Marken, Produktnamen, Gebrauchsnamen, Handelsnamen, Warenbezeichnungen u.s.w. in diesem Werk berechtigt auch ohne besondere Kennzeichnung nicht zu der Annahme, dass solche Namen im Sinne der Warenzeichen- und Markenschutzgesetzgebung als frei zu betrachten wären und daher von jedermann benutzt werden dürften.

Bibliographic information published by the Deutsche Nationalbibliothek: The Deutsche Nationalbibliothek lists this publication in the Deutsche Nationalbibliografie; detailed bibliographic data are available in the Internet at http://dnb.d-nb.de.

Any brand names and product names mentioned in this book are subject to trademark, brand or patent protection and are trademarks or registered trademarks of their respective holders. The use of brand names, product names, common names, trade names, product descriptions etc. even without a particular marking in this works is in no way to be construed to mean that such names may be regarded as unrestricted in respect of trademark and brand protection legislation and could thus be used by anyone.

Coverbild / Cover image: www.ingimage.com

Verlag / Publisher:
AV Akademikerverlag
ist ein Imprint der / is a trademark of
OmniScriptum GmbH & Co. KG
Heinrich-Böcking-Str. 6-8, 66121 Saarbrücken, Deutschland / Germany
Email: info@akademikerverlag.de

Herstellung: siehe letzte Seite /
Printed at: see last page
ISBN: 978-3-639-48637-7

Danksagung

Alle Ausbildungen bringen ihre Höhen und Tiefen mit sich. Gerade in den Momenten, wo man glaubt, sich vor eine Sackgasse zu befinden, sind Menschen besonders wichtig, die jemanden auffangen, begleiten und unterstützen. Deshalb ist es mir ein großes Anliegen, die Gelegenheit zu nützen und mich bei jenen Menschen zu bedanken, die mich in diesen Situationen immer tatkräftig unterstützen und begleiteten, um überhaupt diese Ausbildung erfolgreich absolvieren zu können.

Zuallererst möchte ich mich bei meinen Eltern und bei meinem Bruder bedanken. Ohne diese wäre es nicht möglich gewesen, das Studium der Pflegewissenschaften zu absolvieren. Meine Eltern und mein Bruder haben immer ein offenes Ohr für mich und stehen jederzeit hinter mir. Ich kann mich stets auf meine Familie verlassen. Es tut gut und es gibt mir sehr viel Kraft, zu wissen, dass man so einen derartigen Rückhalt hat. Danke Mama, Papa und Christian.

Nun möchte ich mich bei meiner Freundin Theresa bedanken, die mich am Anfang meiner Ausbildung kennengelernt hat und die mir während meiner Studienzeit hindurch viel Kraft gegeben hat. Sie musste während dieser drei Jahre auf vieles verzichten und brachte für meine Ausbildung viel Verständnis auf.

Ein besonderer Dank richtet sich an Dr. Thomas Schockert, der mich bei dieser Arbeit durch seine Kompetenz auf diesem Gebiet und durch seine Anregungen sehr unterstützt hat.

Einen erheblichen Dank möchte ich Markus Greger zusprechen, der mich mit seiner engagierten Art sehr individuell betreut hat. Danke für Ihre Flexibilität und Ihr Verständnis.

Zu guter Letzt möchte ich mich bei Christa und Harald Gogl, bei Thomas Schockert und bei Barbara Gruber für das Korrekturlesen der Arbeit bedanken.

Zusammenfassung

Hintergrund: Schlaganfall ist jene Diagnose, die am häufigsten zu einer körperlichen Beeinträchtigung beziehungsweise zu einer Behinderung führt. Ein in der Akutversorgung stattfindender Rehabilitationsbeginn assoziiert ein besseres Outcome. Die Akupunktur ist ein Therapieansatz, der zusätzlich zum konventionellen Rehabilitationskonzept für Schlaganfallpatienten in der Akutphase eingesetzt werden kann, um so die motorische Funktionalität und die Selbstständigkeit optimieren zu können

Ziel: Ziel dieser Arbeit ist es, die Auswirkungen der Akupunkturtherapie in der Akutversorgung von Schlaganfallpatienten auf das neurologische Defizit und auf die Selbstständigkeit aufzuzeigen.

Methodik: Die Recherche nach Literatur erfolgte in den Datenbanken ‚MedLine‘, ‚Cinahl‘, ‚Academic Search Premier‘ und ‚SpringerLink‘. Es konnten insgesamt 14 englischsprachige Studien, die zwischen 2007 und 2012 publiziert wurden, identifiziert werden.

Ergebnisse: Die Kombination der konventionellen Versorgung mit der Akupunkturtherapie wirkte sich in allen Studien signifikant positiv auf den FMA-Score, auf den NDS und auf den Barthel-Index aus. Dabei konnte in allen randomisiert kontrollierten Studien ein signifikanter Gruppenunterschied zu Gunsten der Akupunkturgruppe beobachtet werden. Nur eine Studie konnte mit der Verwendung des FIM keine signifikanten Ergebnisse zwischen den Gruppen aufzeigen.

Schlussfolgerungen mit Implikationen für die Praxis: Die Kombination der konventionellen Versorgung mit der Akupunkturtherapie in der Akutversorgung von Schlaganfallpatienten konnte die motorische Funktionalität, das neurologische Defizit und die Selbstständigkeit signifikant positiv beeinflussen. Jedoch besteht ein Mangel an einfach verblindeten randomisiert kontrollierten Studien, die den Placebo-Effekt berücksichtigen, weshalb weiter an diesem Thema geforscht werden soll.

Schlüsselwörter:
akuter Schlaganfall, Akupunktur, Selbstständigkeit, neurologisches Defizit

Abstract

Background: It is a matter of fact that strokes very often lead to physical impairment and to disability, respectively. However, researches have proven that no other diagnose causes the abovementioned symptoms so frequently. Hence, rehabilitation in acute care benefits a better outcome when conducted from the very beginning. One therapeutic approach to treat stroke patients in acute stage is acupuncture, which can be applied additionally to the conventional rehabilitation plan, in order to improve both the motoric function and patients´ independence.

Aim: The aim of this paper is to demonstrate the effects of acupuncture treatment, with regard to neurological deficits and independence, on stroke patients in acute stage.

Methods: The research for appropriate literature was consulted from the database `MedLine`, `Cinahl´, ´Academic Search Premier` and ´SpringerLink`. Altogether, fourteen English literature studies, published between 2007 and 2012, could be identified.

Results: The combination of conventional treatment and acupuncture therapy proved to be significantly successful in all the studies with regard to the FMA-Score, on the NDS and on the Barthel-Index. Moreover, all randomised executed studies showed a significant difference between the groups of patients, where one group received additional acupunctural treatment while the control group did not. The difference proved to be in favour of the group with extra acupunctural treatment. Only one study failed to achieve significantly deviating results between the groups by using FIM.

Conclusion and implications for practice: The combination of conventional treatment with acupunctural treatment in acute care for stroke patients could successfully improve the motoric functionality, the neurological deficit as well as patients´ independence. However, a lack of blinded randomised controlled studies, which take into consideration the placebo effect, still exist. For that reason, people should continue to do research on this subject.

Keywords:

Acute stroke, acupuncture, self- independence, neurological deficit

Inhaltsverzeichnis

1   Einleitung

Schlaganfall ist ein Begriff, der aus der Umgangssprache stammt und bezeichnet eine Erkrankung des Gehirns, bei der es aufgrund von Blutversorgungsstörungen oft zu anhaltenden Funktionsausfällen des Zentralnervensystems kommt (Diener et al., 2004, S. 1). Es werden zwei Formen von Schlaganfällen unterschieden. Der ischämische Schlaganfall nimmt mit 80 Prozent die häufigste Form ein (Schubert, Lalouscheck, 2006). Aufgrund einer Okklusion eines Blutgefäßes, die durch einen Thrombus verursacht wird, kommt es hierbei zu einer Ischämie in einem Teil des Gehirns. Infolge der Durchblutungsstörung wird diese Hirnregion nicht mehr ausreichend mit Sauerstoff versorgt, was schlussendlich zum Absterben von Hirngewebe und somit zum Funktionsverlust führt. Dabei hängt der Grad der Beeinträchtigung von dem Ort des betroffenen Areals, von dem Ausmaß der Schädigung und von der Dauer der Minderdurchblutung ab (Shelton, Reding, 2001, zit. aus Rabadi et al., 2008, S. 1072; Zeyfang et al., 2008). Bei der zweiten Form, dem hämorrhagischen Schlaganfall, kommt es aufgrund einer Ruptur der Blutgefäße im Gehirn zu einer Blutung, die die angrenzenden Hirnareale schwerwiegend schädigt (Schubert, Lalouscheck, 2006). Der Schlaganfall führt dadurch zu einem neurologischen Defizit. Darunter fallen Lähmungserscheinungen, Sprachstörungen, Sehstörungen, Schluckstörungen oder Bewusstseinsstörungen (Zeyfang et al., 2008). Im Jahr 2010 wurden in Österreich 12262 Patienten mit einer akuten Schlaganfallbehandlung auf einer Schlaganfalleinheit therapiert. Verglichen mit dem Vorjahr 2009, bei dem die Anzahl noch bei 11471 Patienten lag, ist zu erkennen, dass die Inzidenzrate dieser Erkrankung ansteigt (Statistik Austria, 2010). Dieser Trend ist auf die demographische Entwicklung, auf die Ernährungsveränderungen, auf den arbeitsbedingten Stress und auf die Tatsache, dass immer jüngere Menschen betroffen sind, zurückzuführen (American Heart Association, 2009, zit. aus Wu et al., 2010, S. 171). Schlaganfall ist jene Diagnose, die am häufigsten zu einer körperlichen Beeinträchtigung beziehungsweise zu einer Behinderung führt. Bis zu 70 Prozent der Betroffenen erleben aufgrund einer Lähmung eine erhebliche Bewegungseinschränkung, die die Selbstständigkeit maßgeblich mindert (Kwakkel et al., 1999, zit. aus Kumar, Swinkels, 2009, S. 14). Die Hemiplegie, die vollständige Lähmung einer Körperseite, oder die Hemiparese, die unvollständige Lähmung einer Körperseite, sind weit verbreitete Erscheinungsbilder, die oft als Folge eines Schlaganfalls auftreten können (Teasell et al., 2011). Es sind nur 13 Prozent, die in den ersten beiden Wochen nach einem Insult nicht an einer Lähmungserscheinung leiden (Parker et al., 1986, zit. aus Mangold et al., 2009, S. 3). Der Prozentsatz der Betroffenen, die nach sechs Monaten noch immer ein schwerwiegendes Bewegungsdefizit aufweisen, liegt bei 30 bis 66 Prozent (Kwakkel et al., 2003, zit. aus Mangold et al., 2009, S. 3). Bei bis zu 84 Prozent aller Hemiplegiker entwickelt sich unmittelbar nach dem Schlaganfall eine Schultersubluxation (Poulin de Courval et al., 1990, zit. aus Teasell et al., 2011, S. 3). Eine unbehandelte Schultersubluxation kann im späteren Krankheitsverlauf als Ursache für chronische hemiplegische Schulterschmerzen, für eine sympathische Reflexdystrophie und für ein schlechteres Outcome hinsichtlich der Beweglichkeit verantwortlich sein (Kumar, Swinkels, 2009; Turner- Stokes, Jackson, 2002, zit. aus Dajpratham et al., 2006, S. 2050). Zusätzlich gibt es viele weitere schlaganfallbedingte Komplikationen, die den Rehabilitationserfolg maßgeblich beeinträchtigen, wie zum Beispiel muskuloskeletale Veränderungen oder Spastizität (Kumar, Swinkels, 2009). Nur bei 11,6 Prozent der Patienten ereignet sich unter herkömmlichen Rehabilitationsbedingungen sechs Monate nach der Erkrankung eine beinahe vollständige Genesung der Bewegungsfunktion der oberen Extremität (Kwakkel et al., 2003, zit. aus Alon et al., 2008, S. 628). Innerhalb der ersten drei bis sechs Monate nach einem Schlaganfall ist die Aussicht auf Verbesserung der Bewegungsfunktionalität am höchsten. Auch ein in der Akutversorgung stattfindender Rehabilitationsbeginn assoziiert ein besseres Outcome (Salter et al., 2006, zit aus Liepert et al., 2007, S. 462). Im Jahr 2009 betrugen die Kosten für die Versorgung von Schlaganfallpatienten in den Vereinigten Staaten 68,9 Billionen Dollar (Lloyd- Jones et al., 2009, zit. aus Zhuang et al., 2012, S. 9). Aufgrund dieser Erkenntnisse rückt der präventive Ansatz mit gezielten Interventionen im akuten Stadium immer mehr in den Vordergrund, um so die spätere Abhängigkeit zu senken, einen besseren Rehabilitationserfolg zu erzielen und schließlich die Kosten für die Versorgung minimieren zu können (Masiero et al., 2011; Griffin, Bernhardt, 2006; Lynch et al., 2005). Die Dauer der Akutphase ist sehr unterschiedlich und wird meistens auf den Zeitraum der ersten bis zur sechsten Woche nach einem Schlaganfall eingeschränkt (Wallesch, 1993, zit. aus Tesak et al., 2006, S. 68). Alle Schlaganfallpatienten, die an einer hemiplegischen Lähmungserscheinung leiden, durchlaufen einen ähnlichen Rehabilitationsprozess, der in sechs Stadien aufgeteilt werden kann. In der ersten Phase wird von einer schlaffen Lähmung ausgegangen, bei der keine willentliche Bewegung durchgeführt werden kann. In den darauffolgenden Stadien entwickelt sich eine Spastizität, die ihren Höhepunkt erreicht und wieder abnimmt. Währenddessen wird der Bewegungsablauf immer synergetischer, bis im besten Falle eine normale Beweglichkeit wiederhegestellt ist. Jedoch kann dieser Prozess in jedem Stadium zum Stillstand kommen. Diese Phasen sind nach dem Physiotherapeuten Brunnstrom benannt und werden als Brunnstromphasen bezeichnet (Radomski, Latham, 2008, S. 672). Im Anhang befindet sich eine genaue Auflistung dieser Brunnstromphasen. Min et al. (2008) erwähnen, dass es von großer Bedeutung ist, die Maßnahmen, die zur Behandlung von Lähmungserscheinungen Anwendung finden, nach diesen Rehabilitationsphasen abzustimmen sind.

Die Akupunktur ist ein Therapieansatz, der zusätzlich zum konventionellen Rehabilitationskonzept für Schlaganfallpatienten in der Akutphase eingesetzt werden kann, um so den bereits erwähnten Komplikationen frühzeitig entgegenwirken zu können und um das Outcome optimieren zu können (Zhuang et al., 2012; Shen et al., 2012; Kim et al., 2008; Min et al., 2008; Hsieh et al., 2007; Shin et al., 2007; Wenli et al., 2007). Bei der Akupunktur handelt es sich um ein Konzept, bei dem sterile Nadeln in bestimmte Punkte auf der Oberfläche der Haut eingeführt werden, um einen Behandlungseffekt zu erzielen (Wu, 1990, zit. aus Zhao et al., 2012, S. 226). Ein ausbalancierter Energiefluss ist für die Gesundheit von großer Bedeutung (Hsieh et al., 2007). Die Annahme ist, dass diese Behandlungsform, die schon seit mehr als 3000 Jahren in China Anwendung findet, die Zirkulation des Blutes und des Energieflusses verbessert und somit der Heilungsprozess angeregt und die

8

Funktionsfähigkeit der betroffenen Extremitäten gesteigert wird (Kang et al., 2009; Ernst, White, 1996, zit. aus Hsieh et al., 2007, S. 205). Um den Effekt dieser Maßnahmen statistisch beurteilen zu können, müssen Assessmentinstrumente verwendet werden. Dabei werden Instrumente verwendet, die das neurologische Defizit und die motorischen Funktionsparameter begutachten, wie das Fugl-Meyer Assessment (FMA) (Sanford et al., 1993) oder der an die skandinavische Schlaganfall Skala angelehnte ‚Neurologische Defizit Score‘ (NDS) (Chen, 1996, zit. aus Gao et al., 2012, S. 4). Um die Selbstständigkeit zu messen, werden in den Studien vorwiegend der Barthel-Index (Mahoney, Barthel, 1965) oder das ‚Functional Independence Measure‘ (FIM) (Granger et al., 1993) in Anbetracht gezogen. Unter Selbstständigkeit wird verstanden, dass ein Mensch fähig ist, die Aktivitäten des täglichen Lebens selber auszuführen (Hennessey, Mangold, 2008). Um einen besseren Überblick über den Inhalt der Assessmentinstrumente zu bekommen, werden die wichtigsten im Anhang angeführt.

Die Ausbildung und die Erlaubnis der Ausübung der Akupunktur ist von Land zu Land sehr unterschiedlich (Capili, Weinberg, 2003). So ist es Angehörigen des gehobenen Pflegedienstes in den Vereinigten Staaten gesetzlich gestattet, diese Intervention durchführen zu dürfen (Coghlan, 2006, S.3; Capili, Weinberg, 2003). In Österreich hingegen darf die Akupunktur nur von Ärzten mit einem speziellen Diplom praktiziert werden (Ärztegesetz, 1998). Aufgrund der Akademisierung des Pflegeberufes soll ein Umdenken in dieser Hinsicht stattfinden, denn der gehobene Pflegedienst ist, wie auch Coghlan (2006, S. 3) anführt, fähig, Akupunktur zu erlernen und sie anzuwenden. An der Donauuniversität in Krems wird bereits ein Masterlehrgang für traditionelle chinesische Gesundheitspflege angeboten (Donauuniversität Krems, 2012). Darin bestünde die Chance, die Akupunktur als Gegenstand dieses Lehrganges zu verankern, um sowohl edukativ als auch im Anwenden aktiv tätig werden zu können. Daraus begründet sich für den Autor dieser Arbeit die Pflegerelevanz.

Das Ziel dieser Bachelorarbeit ist es, die Auswirkungen der Akupunkturtherapie in der Akutversorgung von Schlaganfallpatienten auf das neurologische Defizit und auf die Selbstständigkeit aufzuzeigen.

Im Zuge dieser Arbeit wird im Methodikteil auf die Forschungsfrage und auf den Ablauf der Literaturrecherche und im Ergebnisabschnitt auf Auswirkungen dieser Intervention eingegangen. Abgeschlossen wird diese Bachelorarbeit mit der Diskussion, die die Limitationen dieser Arbeit aufzeigt und einen Ausblick gibt.

Aus Gründen sprachlicher Vereinfachung sind alle Aussagen in dieser Arbeit als geschlechtsneutral zu verstehen.

2 Methodik

Im folgenden Kapitel werden die Forschungsfrage, der Prozess der systematischen Literaturrecherche mit den Ein- und Ausschlusskriterien und ein Flussdiagramm zur Studienidentifizierung dargestellt. Ein Auszug aus dem Suchprotokoll mit allen im Ergebnisteil bearbeiteten Studien bildet den Abschluss des Kapitels.

2.1 Forschungsfrage

Die vorliegende Bachelorarbeit beschäftigt sich mit der Beantwortung der Forschungsfrage, die wie folgt lautet:

Kann bei Schlaganfallpatienten in der Akutphase durch die zusätzliche Anwendung einer Akupunkturtherapie die Selbstständigkeit und das neurologische Defizit positiv beeinflusst werden?

2.2 Literaturrecherche

Bei der vorliegenden Arbeit handelt es sich um eine systematische Literaturarbeit zum Thema „Schlaganfallbedingte Bewegungseinschränkung: Auswirkungen der Akupunkturtherapie auf die Bewegungseinschränkung und auf die Selbstständigkeit bei Schlaganfallpatienten in der akuten Phase". Um auf die oben erwähnte Fragestellung näher eingehen zu können und die Ergebnisse mit anderen Studien diskutieren zu können, wurde eine ausführliche Literaturrecherche in den Datenbanken ‚MedLine', ‚Cinahl', ‚Academic Search Premier' und ‚SpringerLink' durchgeführt. Der Zugriff auf die wissenschaftlichen Datenbanken erfolgte über einen von der Universität UMIT zur Verfügung gestellten Zugang auf EBSCO- Host. In den Verlagsdatenbanken ‚Pflege' vom Hans- Huber Verlag und ‚Pflegewissenschaft' von Printernet erfolgte eine Handrecherche, bei der keine relevanten Studien ausfindig gemacht werden konnten. Die Literaturrecherche begann Mitte Februar und endete Mitte September 2012. Die Recherche nach Literatur erfolgte anhand Ein- und Ausschlusskriterien. Für die Suche nach Literatur wurde ein Publikationszeitraum zwischen 2002 bis 2012 festgelegt. Grundvoraussetzung für die Studienidentifizierung war es, dass Studien nach dem EMED-Format aufgebaut sein mussten. Ein weiteres Einschlusskriterium war, dass die Probanden eine schlaganfallbedingte Bewegungseinschränkung in Form einer Hemiparese oder Hemiplegie aufweisen mussten. Im deutschsprachigen Raum konnten keine relevanten Studien ausfindig gemacht werden, deshalb wurden die Suchbegriffe im Suchprotokoll nur auf englischer Sprache angegeben. Um die Suchergebnisse eingrenzen und besser optimieren zu können, wurden die Suchbegriffe mit den bool'schen Operatoren ,AND', ,OR' und ,NOT' verbunden. Für den Ergebnisteil wurden die relevanten Treffer unter Verwendung der Evidenzstufen von Behrens und Langer (2006, S. 136) beurteilt und eingeteilt. Um die Forschungsfrage beantworten zu können, wurden schlussendlich zwei Studien mit der Evidenzstufe 1a, 10 Studien mit 1b und zwei Studien mit der Evidenzstufe 3b nach Behrens und Langer (2006, S. 136) identifiziert. Um die Ergebnisse diskutieren zu können, wurden weitere Studien ausfindig gemacht, die diese Thematik behandeln. Damit die Literaturrecherche nachvollziehbarer ist, befindet sich im Anhang ein Suchprotokoll mit allen verwendeten Schlüsselwörtern und Suchwortkombinationen in den angeführten Datenbanken. Aufgrund der verschiedenen Kombinationen der Suchbegriffe wurden relevante Treffer in den Datenbanken doppelt oder mehrmals gefunden. Im ausführlichen Suchprotokoll werden diese Studien mit einem Stern (*) gekennzeichnet. Das EMED-Format nach Mayer (2007, S. 180) und der Bewertungsbogen von Behrens und Langer (2006, S. 136) werden ebenfalls im Anhang angeführt.

2.3 Einfaches Suchprotokoll

Um die im Ergebnisteil bearbeiteten Studien den jeweiligen Datenbanken und den einzelnen Suchwortkombinationen zuordnen zu können, wird in der nachfolgenden Tabelle ein vereinfachtes Suchprotokoll angeführt.

Tabelle 1: Vereinfachtes Suchprotokoll

Datenbank	Suchwörter	Treffer	Relevante Treffer	Bemerkungen
Medline	Stroke OR acute stroke NOT chronic AND acupuncture AND recovery	53	9	Gao et al. (2012); Shen et al. (2012); Zhuang et al. (2012); Wu et al. (2010); Zhang et al. (2009); Ge et al. (2008); Min et al. (2008); Zhang et al. (2008); Shin et al. (2007)
Medline	Stroke OR acute stroke NOT chronic AND acupuncture OR electroacupuncture AND motor	55	6	Fang et al. (2012); Gao et al. (2012)*; Zhuang et al. (2012)*; Min et al. (2008)*; Hsieh et al. (2007); Shin et al. (2007)*

Medline	Stroke OR acute stroke NOT chronic AND acupuncture AND recovery	54	4	Gao et al. (2012)*; Wang et al. (2012); Wu et al. (2010)*; Min et al. (2008)*
Medline	Stroke OR acute stroke NOT chronic AND acupuncture OR electroacupuncture AND outcome	57	4	Shen et al. (2012)*; Zhuang et al. (2012)*; Shen, Shi (2010); Hsieh et al. (2007)*
Medline	Cerebrovascular OR acute stroke AND hemiplegic OR paralysis AND acupuncture	11	2	Gao et al. (2012)*; Wenli et al. (2007)

2.4 Flussdiagramm

Um den Prozess der Studienselektion übersichtlich darzustellen, wurde nachfolgend ein Flussdiagramm erstellt.

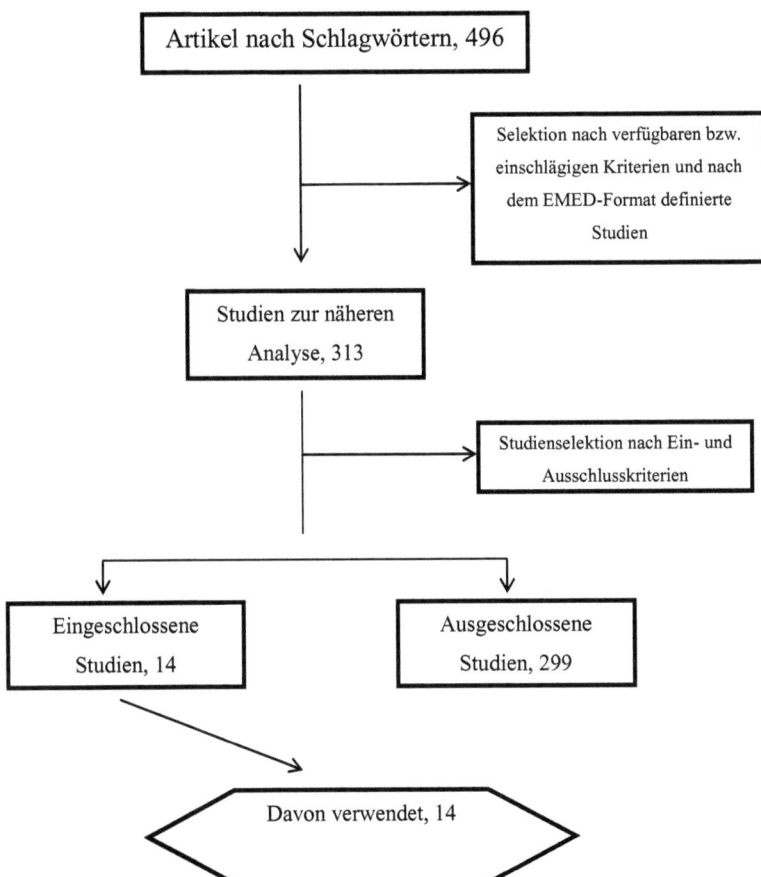

Abbildung 1: Flussdiagramm

3 Ergebnisse

Im folgenden Kapitel werden die Ergebnisse von den Studien, die bei der Studienselektion den Ein- und Ausschlusskriterien entsprachen, deskriptiv beschrieben. In sieben Studien wurden ausschließlich hemiplegische Schlaganfallpatienten eingeschlossen (Gao et al., 2012; Zhuang et al., 2012; Zhang et al., 2009; Min et al., 2008; Hsieh et al., 2007; Shin et al., 2007; Wenli et al., 2007). In den restlichen sieben Studien wurden jene Probanden eingeschlossen, die nach dem Schlaganfall entweder eine Hemiplegie oder eine Hemiparese aufwiesen (Shen et al., 2012; Fang et al., 2012; Wang et al., 2012; Shen, Shi, 2010; Wu et al., 2010; Ge et al., 2008; Zhang et al., 2008). Die folgenden Unterkapitel beschäftigen sich mit den Auswirkungen der Akupunktur auf das neurologische Defizit und auf die Selbstständigkeit. Abgeschlossen wird dieses Kapitel mit einer Zusammenfassung aller Ergebnisse.

3.1 Auswirkungen der Therapie auf das neurologische Defizit

In den Arbeiten von Gao et al. (2012), Zhuang et al. (2012), Min et al. (2008), Hsieh et al. (2007) und Wenli et al. (2007) wirkte sich die Kombination der konventionellen Versorgung mit der Akupunkturtherapie bei Schlaganfallpatienten in der akuten Phase signifikant positiv auf den FMA-Score aus. Hinter einer konventionellen Schlaganfallversorgung steht ein an die westliche Medizin angepasstes Rehabilitationskonzept, das sich aus Physio- und Ergotherapie und anderen adäquaten Pflegehandlungen zusammensetzt. Bis auf Hsieh et al. (2007), die das vollständige FMA mit 226 erreichbaren Punkten durchführten, fand in allen anderen Studien ein vereinfachtes FMA statt, das sich mit einer maximalen Punkteanzahl von 100 nur auf die motorische Funktionalität der oberen und der unteren Extremitäten beschränkte. Gao et al. (2012), Min et al. (2008), Hsieh et al. (2007) und Wenli et al. (2007) verglichen diese Kombinationstherapie mit der alleinigen Konvention. Hsieh et al. (2007) beschrieben eine Verbesserung des FMA in der Interventionsgruppe nach acht Elektroakupunkturbehandlungen von 116,2 auf 132,4 Punkte und in der Kontrollgruppe von 125,8 auf 135,0 Punkte, was eine signifikante Verbesserung für die Studienteilnehmer in der Akupunkturgruppe gegenüber jenen in der

Kontrollgruppe bedeutete (p = 0,047) (Hsieh et al., 2007). Auch Min et al. (2008) kamen zum Ergebnis, dass aufgrund dieser Kombination die Bewegungsfunktionalität der Extremitäten gegenüber der herkömmlichen Therapie signifikant gesteigert werden kann (p < 0,05). So verbesserte sich nach drei Monaten das FMA in der Interventionsgruppe von 30,09 auf 75,37 Punkte und in der Kontrollgruppe von 30,93 auf 64,21 Punkte (Min et al., 2008). Ähnliche Erkenntnisse lieferte die Arbeit von Gao et al. (2012), die gleichzeitig anhand einer zweiten Interventionsgruppe den Unterschied zweier Akupunkturarten untersuchten. So verbesserte sich das FMA in der Kontralateralakupunkturgruppe von 39,15 auf 81,95 Punkte, in der herkömmlichen Akupunkturgruppe von 39,65 auf 71,3 Punkte und in der Kontrollgruppe von 40,05 auf 57,45 Punkte. Dabei ergaben die statistischen Auswertungen, dass beide Akupunkturarten gegenüber der Kontrollgruppe signifikante Verbesserungen erzielten. Zusätzlich stellte sich die Kontralateralakupunkturtherapie wirkungsvoller als die herkömmliche Akupunkturform heraus (p < 0,01) (Gao et al., 2012). Dass sich Akupunktur als zusätzliche Intervention positiv auf das FMA auswirkt, beschreiben auch Wenli et al. (2007). Die Autoren zeigten zusätzlich den Unterschied zwischen einer einfachen Körperakupunktur und einer kombinierten Akupunkturform, die sich aus der Point-Penetrating Akupunktur und der Körperakupunktur zusammenstellte. Das FMA verbesserte sich in der Interventionsgruppe 1 von 29,56 auf 70,89 Punkte, in der zweiten Interventionsgruppe von 29,59 auf 54,68 und in der Kontrollgruppe von 29,37 auf 40,35 Punkte. Somit stieg der FMA-Score in beiden Studiengruppen gegenüber der Kontrollgruppe signifikant an (p < 0,05). Jedoch war der Fortschritt in der kombinierten Akupunkturgruppe signifikanter als jener in der Körperakupunkturgruppe. Die Effektivitätsrate, die mit Hilfe des FMA-Gradingsystems berechnet werden konnte, lag in der Interventionsgruppe 1 bei 80,0 Prozent, in der Interventionsgruppe 2 bei 63,2 Prozent und in der Kontrollgruppe bei 33,3 Prozent (Wenli et al., 2007).

Zhuang et al. (2012) verglichen in ihrer dreiarmigen Studie den Effekt der Akupunkturtherapie, der Physiotherapie und einer Kombination dieser beiden

Therapieformen. Zusätzlich erhielten alle Studienteilnehmer eine konventionelle Versorgung ohne Physiotherapie. So stellte es sich heraus, dass sich das FMA in der Akupunkturgruppe von 32,81 auf 65,93 Punkte ($p < 0,01$), in der Physiotherapiegruppe von 34,62 auf 63,50 Punkte ($p < 0,01$) und in der Kombinationsgruppe von 34,74 auf 67,3 Punkte ($p < 0,01$) verbessert hat. Signifikante Unterschiede zwischen den Gruppen konnten nicht erzielt werden. Zhuang et al. (2012) führten in ihrer Arbeit an, dass Akupunktur kombiniert mit Physiotherapie ähnliche Auswirkungen auf das FMA hatte als Akupunktur alleine (Zhuang et al., 2012).

Aufgrund der Akupunkturtherapie ereigneten sich nicht nur in den Studien, die hemiplegische Patienten eingeschlossen hatten (Gao et al., 2012; Zhuang et al., 2012; Zhang et al., 2009), sondern auch in jenen Arbeiten, die hemiplegische und hemiparetische Probanden auswählten (Wang et al., 2012; Ge et al., 2008; Zhang et al., 2008) signifikante Verringerungen des NDS. Somit wirkte sich diese Intervention in diesen Studien positiv auf das neurologische Defizit aus. Gao et al. (2012), Wang et al. (2012) und Zhang et al. (2009) verglichen den Unterschied der Auswirkungen auf den NDS zwischen der Kombinationstherapie (Akupunktur + konventionelle Rehabilitation) und der alleinigen Konvention (konventionelle Rehabilitation). Zhang et al. (2009) beobachteten eine Verringerung des NDS in der Interventionsgruppe von 22,46 auf 11,15 Punkte ($p < 0,05$) und in der Kontrollgruppe von 22,45 auf 15,04 Punkte ($p < 0,05$). Jedoch waren die Auswirkungen in der Akupunkturgruppe gegenüber der konventionellen Versorgung alleine signifikanter ($p < 0,01$). Die mit Hilfe des NDS berechnete Effektivitätsrate lag in der Interventionsgruppe bei 100 Prozent und in der Kontrollgruppe bei 70,8 Prozent (Zhang et al., 2009). Auch Gao et al. (2012) konnten anhand der Ergebnisse darauf schließen, dass sich die Anwendung der Akupunktur in der Akutversorgung von Schlaganfallpatienten auf den NDS positiv auswirkt. So konnten sie eine Verringerung des NDS in der Kontralateralakupunkturgruppe von 34,3 auf 22,3 Punkte ($p < 0,01$), in der herkömmlichen Akupunkturgruppe von 34,0 auf 27,0 Punkte ($p < 0,01$) und in der Kontrollgruppe von 34,85 auf 30,45 Punkte ($p < 0,01$) beobachten. Beide

Akupunkturarten wirkten sich gegenüber der konventionellen Versorgung signifikant besser aus. Wie schon zuvor beim FMA, stellte sich heraus, dass die Kontralateralakupunkturtherapie wirkungsvoller als die herkömmliche Akupunkturform war (p < 0,01) (Gao et al., 2012). Die Ergebnisse aus der Metaanalyse von Wang et al. (2012) zeigten, dass die Kombination der Scalpakupunktur mit der traditionellen Versorgung das neurologische Defizit von Schlaganfallpatienten positiv beeinflusste. In den Akupunkturgruppen (Scalpakupunktur) verbesserte sich der NDS durchschnittlich um 5,36 Punkte und in den Kontrollgruppen (konventionelle Versorgung) um 2,43 Punkte. So wirkte sich die Scalpakupunktur wesentlicher auf den NDS aus, als die konventionelle Versorgung (p < 0,00001). Die klinische Effektivitätsrate konnte bei vier der eingeschlossenen Studien berechnet werden und verbesserte sich ebenfalls gegenüber den Kontrollgruppen signifikant (p < 0,01) (Wang et al., 2012). Anhand des NDS gelangten Zhuang et al. (2012), wie schon zuvor beim FMA, zur Erkenntnis, dass Akupunktur kombiniert mit Physiotherapie ähnliche Auswirkungen hatte, wie Akupunktur alleine. So verringerte sich der NDS in der Gruppe 1 von 19,75 auf 10,34 Punkte (p < 0,01), in der Gruppe 2 18,78 auf 11,56 Punkte (0,01) und in der Gruppe 3 von 18,87 auf 9,18 Punkte (0,01). Aber trotzdem konnten keine bedeutsamen Unterschiede zwischen den Gruppen aufgezeigt werden (Zhuang et al., 2012).

Die Auswirkungen einer medikamentösen Therapie und der Akupunkturtherapie auf den NDS wurden bei Ge et al. (2008) und Zhang et al. (2008) untersucht. Zhang et al. (2008) beobachteten eine Verringerung des NDS in der Interventionsgruppe (nur Akupunktur) von 16,66 auf 8,59 Punkte und in der Kontrollgruppe (Piracetam 250 ml + Salvia 20 ml + NaCl 250 ml) von 15,82 auf 13,91 Punkte. Die Verbesserung des neurologischen Defizits hinsichtlich der motorischen Funktionalität war für die Studienteilnehmer in der Akupunkturgruppe gegenüber jenen in der Medizingruppe deutlicher (p < 0,01) (Zhang et al., 2008). Bei Ge et al. (2008) erhielten die Studienteilnehmer in der Interventionsgruppe zusätzlich zur Akupunktur die gleiche medikamentöse Versorgung wie die Probanden aus der Studie von Zhang et al. (2008). Der NDS verringerte sich in der Akupunkturgruppe (Akupunktur + Piracetam

19

250 ml + Salvia 20 ml + NaCl 250 ml) von 18,09 auf 10,80 Punkte und in der Kontrollgruppe (Piracetam 250 ml + Salvia 20 ml + NaCl 250 ml) von 14,54 auf 11,48 Punkte. Der Behandlungserfolg konnte sich in der Studiengruppe signifikanter steigern im Vergleich zu jenem in der Kontrollgruppe (p < 0,01) (Ge et al., 2008). Auch Shen et al. (2012) kamen anhand der NIHSS und der CSS zum Ergebnis, dass aufgrund dieser Kombinationstherapie (Resuscitating Akupunktur + konventionelle Behandlung) das motorische Defizit gegenüber der herkömmlichen Therapie signifikant gesenkt werden konnte. Zusätzlich erhielten die Studienteilnehmer in der Kontrollgruppe eine Akupunkturtherapie an falschen Punkten, um einen Placebo-Effekt berücksichtigen zu können. Shen et al. (2012) beobachteten eine Verringerung der NIHSS, die nach zwei und nach vier Wochen durchgeführt wurde, in der Studiengruppe von 7,03 auf 4,15 Punkte und in der Kontrollgruppe von 8,13 auf 6,35 Punkte (Gruppenunterschied: p < 0,01). Auch anhand der einmaligen Messung der CSS nach vier Wochen konnte eine signifikante Verbesserung der motorischen Bewegungsfunktion in der Interventionsgruppe gegenüber der Placebo-Gruppe aufgezeigt werden (p < 0,01) (Shen et al., 2012).

Shin et al. (2007) können in ihrer Kohortenstudie ebenfalls von einem positiven Nutzen der Akupunkturtherapie auf die motorische Funktionalität sprechen. Sie beobachteten positive Auswirkungen der Kombinationstherapie (Akupunktur + elektrische Stimulation + Bobathkonzept) auf die Beweglichkeit und auf die Kraft der oberen Extremität bei Schlaganfallpatienten mit einer hemiplegiebedingten Schultersubluxation. Dabei konnten sich alle Funktionsparameter wie Außenrotation (p < 0,05), Innenrotation (p < 0,01), Flexion (p < 0,01), Extension (p < 0,01), Abduktion (p < 0,01), Adduktion (p < 0,01) und Schulterkraft (p < 0,05) signifikant verbessern (Shin et al., 2007).

Wie bereits in anderen Studien aufgezeigt wurde, beschrieben auch Wu et al. (2010) in ihrer systematischen Übersichtsarbeit einen positiven Effekt der Akupunkturtherapie in der Akutversorgung von Schlaganfallpatienten. So konnten von den 45 eingeschlossen Studien, deren Intervention in der akuten Phase eines Schlaganfalls begann, 39 Arbeiten von einem positiven Effekt der Akupunktur berichten. In drei Studien konnten sich nur einzelne Subkategorien von den Assessmentinstrumenten verbessern. Nur bei vier Studien konnte kein positiver Nutzen dieser Therapieform aufgezeigt werden (Wu et al., 2010).

Fang et al. (2012) und Shen und Shi (2010) zeigten, dass ein verbesserter Glukosestoffwechsel im Gehirn bilaterale Motorareale aktiviert und die Plastizität des Gehirns fördert. Somit indiziert ein gesteigerter Glukosemetabolismus im Gehirn eine Verbesserung der motorischen Funktionalität. Mit Hilfe einer Positronen-Emissions-Tomographie (PET) sahen Fang et al. (2012) und Shen und Shi (2010), dass der Glukosestoffwechsel im Gehirn durch die Akupunkturtherapie entscheidend gesteigert werden konnte (Fang et al., 2012; Shen, Shi, 2010). Shen und Shi (2010) beobachteten sowohl in der Interventionsgruppe (Resuscitating Akupunktur + Aspirin 100 mg + Nimodipin 40 mg) als auch in der Kontrollgruppe (Aspirin 100 mg + Nimodipin 40 mg) eine signifikante Zunahme des Glukosestoffwechsels in der nichtbetroffenen Hemisphäre und im Infarktgebiet ($p < 0,05$). Dennoch wurde der Stoffwechsel in der Akupunkturgruppe signifikanter angeregt als jener in der Kontrollgruppe ($p < 0,05$). Der Glukosemetabolismus in der umliegenden Ödemzone und im pyramidalen Leitungssystem konnte nur in der Interventionsgruppe gesteigert werden ($p < 0,05$) (Shen, Shi, 2010). Fang et al. (2012) kamen in ihrer Kohortenstudie auf ähnliche Erkenntnisse. Nach einer dreiwöchigen Elektroakupunkturtherapie blieb der Glukosemetabolismus sowohl beim primären motorischen Rindenfeld, beim oberen Parietallappen als auch beim Putamen und beim Zerebellum signifikant verbessert (Fang et al., 2012).

3.2 Auswirkungen der Therapie auf die Selbstständigkeit

Aufgrund der Akupunkturtherapie konnten Gao et al. (2012), Shen et al. (2012), Zhuang et al. (2012), Zhang et al. (2009), Ge et al. (2008), Min et al. (2008), Zhang et al. (2008) und Wenli et al. (2007) in ihren Arbeiten signifikante Verbesserungen des Barthel-Index aufzeigen. Dabei verglichen Gao et al. (2012), Shen et al. (2012), Zhang et al. (2009), Min et al. (2008) und Wenli et al. (2007) die kombinierte Akupunkturtherapie (konventionelle Versorgung + Akupunktur) mit der alleinigen Konvention (konventionelle Versorgung). So beschrieben Min et al. (2008) nach drei

Monaten eine Verbesserung des Barthel-Index in der Studiengruppe von 27,28 auf 80,78 Punkte ($p < 0,05$) und in der Kontrollgruppe von 28,01 auf 60,08 Punkte ($p < 0,05$; Gruppenunterschied: $p < 0,05$) (Min et al., 2008). Dass sich Akupunktur als zusätzliche Intervention positiv auf die Selbstständigkeit auswirkt, zeigten auch Zhang et al. (2009). Der Barthel-Index stieg in der Interventionsgruppe von 20,58 auf 35,58 Punkte ($p < 0,05$) und in der Kontrollgruppe von 18,96 auf 30,42 Punkte ($p < 0,05$) an. Jedoch waren die Auswirkungen in der Akupunkturgruppe gegenüber der konventionellen Versorgung alleine signifikant positiver ($p < 0,01$) (Zhang et al., 2009). Auch Gao et al. (2012) konnten anhand der Messungsergebnisse ähnliche Erkenntnisse gewinnen. So konnten sie eine Steigerung des Barthel-Index in der Kontralateralakupunkturgruppe von 35 auf 67 Punkte ($p < 0,01$), in der herkömmlichen Akupunkturgruppe von 34 auf 51 Punkte ($p < 0,01$) und sogar eine Verringerung des Barthel-Index in der Kontrollgruppe von 36 auf 31 Punkte ($p > 0,05$) aufzeigen. Beide Akupunkturarten wirkten sich gegenüber der konventionellen Versorgung erfolgreicher aus. Wie schon beim FMA und beim NDS stellte sich die Kontralateralakupunkturtherapie wirkungsvoller als die herkömmliche Akupunkturform heraus ($p < 0,01$) (Gao et al., 2012). Ähnliche Ergebnisse lieferten Wenli et al. (2007) und beobachteten zusätzlich den Unterschied zwischen einer einfachen Körperakupunktur und einer kombinierten Akupunkturform (Point-Penetrating Akupunktur + Körperakupunktur). Der Barthel-Index verbesserte sich in der ersten Interventionsgruppe von 32,78 auf 78,86 Punkte, in der zweiten Studiengruppe von 32,52 auf 61,82 Punkte und in der Kontrollgruppe von 34,36 auf 38,69 Punkte. Der Barthel-Index steigerte sich in beiden Akupunkturgruppen gegenüber der Kontrollgruppe signifikant ($p < 0,05$). Der Fortschritt in der kombinierten Akupunkturgruppe war bedeutender als jener in der Interventionsgruppe 2 ($p < 0,01$) (Wenli et al., 2007). Auch Shen et al. (2012) kamen anhand des Barthel-Index zum Ergebnis, dass mit der Kombinationstherapie (Resuscitating Akupunktur + konventionelle Behandlung) die Selbstständigkeit gegenüber der herkömmlichen Therapie signifikant gesteigert werden konnte. Wie bereits im Punkt 3.1 erwähnt worden ist, erhielten die Studienteilnehmer in der

22

Kontrollgruppe zusätzlich an gefälschten Punkten eine Akupunkturtherapie. Unter Berücksichtigung des Placebo-Effekts beobachteten Shen et al. (2012), dass der Barthel-Index in der Interventionsgruppe bei 70,25 Punkten und in der Kontrollgruppe bei 57,43 Punkten lag (p < 0,01) (Shen et al., 2012). Gao et al. (2012), Shen et al. (2012), Zhang et al. (2009), Min et al. (2008) und Wenli et al. (2007) konnten also in ihren Studien zeigen, dass sich die Kombination der konventionellen Versorgung mit der Akupunktur gegenüber der alleinigen Konvention signifikant positiv auf den Barthel-Index auswirkte.

Anhand des Barthel-Index gelangten Zhuang et al. (2012), wie schon im Punkt 3.1 angeführt, zur Erkenntnis, dass Akupunktur kombiniert mit Physiotherapie ähnliche Auswirkungen hat wie Akupunktur alleine. So steigerte sich der Barthel-Index in der Gruppe 1 (konventionelle Therapie + Akupunktur) von 35,44 auf 66,43 Punkte (p < 0,01), in der Gruppe 2 (konventionelle Therapie + Physiotherapie) von 34,59 auf 61,52 Punkte (p < 0,01) und in der Gruppe 3 (konventionelle Therapie + Physio- und Akupunkturtherapie) von 36,55 auf 68,13 Punkte (p < 0,01). Bedeutsame Unterschiede zwischen den Gruppen konnten nicht erzielt werden (Zhuang et al., 2012).

Ge et al. (2008) und Zhang et al. (2008) untersuchten wie schon zuvor beim NDS die Auswirkungen einer medikamentösen Therapie und der Akupunkturtherapie auf den Barthel-Index. Die Ergebnisse von Zhang et al. (2008) zeigten eine Verbesserung des Barthel-Index in der Interventionsgruppe (nur Akupunktur) von 39,39 Punkte auf 67,60 Punkte und in der Kontrollgruppe (Piracetam 250 ml + Salvia 20 ml + NaCl 250 ml) von 31,67 auf 46,12 Punkte auf. Die Selbstständigkeit konnte für die Studienteilnehmer in der Akupunkturgruppe gegenüber jenen in der Medizingruppe signifikant gesteigert werden (p < 0,01) (Zhang et al., 2008). Auch bei Ge et al. (2008) wirkte sich die Akupunkturtherapie positiv auf die körperliche Autonomie aus. So war der Barthel-Index in der Interventionsgruppe (Akupunktur + Piracetam 250 ml + Salvia 20 ml + NaCl 250 ml), verglichen mit jenem in der Kontrollgruppe (Piracetam 250 ml + Salvia 20 ml + NaCl 250 ml), signifikant verbessert (p < 0,001) (Ge et al., 2008).

23

Auch Hsieh et al. (2007) verglichen mit Hilfe des FIM diese Kombinationstherapie (Elektroakupunktur + konventionelle Rehabilitation) mit der alleinigen Konvention (konventionelle Rehabilitation). Jedoch konnten sie als einzige Studie keine signifikante Steigerung der Selbstständigkeit zwischen der Akupunkturgruppe und der Kontrollgruppe aufzeigen. So beschrieben Hsieh et al. (2007) nach Studienende eine Verbesserung des FIM in der Interventionsgruppe von 59,0 auf 74,0 Punkte und in der Kontrollgruppe von 60,7 auf 71,5 Punkte (Gruppenunterschied: $p = 0,091$) (Hsieh et al., 2007).

3.3   Zusammenfassung der Ergebnisse

Alle Studien, die das FMA zur Beurteilung der motorischen Fähigkeiten verwendeten, zeigten, dass sich die Kombination der konventionellen Versorgung mit der Akupunkturtherapie bei Schlaganfallpatienten signifikant positiv auf den FMA-Score auswirkte (Gao et al., 2012; Zhuang et al., 2012; Min et al., 2008; Hsieh et al., 2007; Wenli et al., 2007). Gao et al. (2012), Min et al. (2008), Hsieh et al. (2007) und Wenli et al. (2007) verglichen diese Kombinationstherapie (Akupunktur + konventionelle Schlaganfallversorgung) mit der alleinigen Konvention (konventionelle Schlaganfallversorgung). Anhand des FMA konnten alle Autoren dieser Studien zu Gunsten der Akupunkturtherapie einen signifikanten Gruppenunterschied beschreiben. Gao et al. (2012), Wang et al. (2012), Zhuang et al. (2012), Wu et al. (2010), Zhang et al. (2009), Ge et al. (2008) und Zhang et al. (2008) konnten in ihren Arbeiten aufgrund der Akupunkturtherapie signifikante Verringerungen des NDS darstellen. Dabei berechneten Wang et al. (2012), Gao et al. (2012) und Zhang et al. (2009) mit Hilfe des NDS den Unterschied zwischen der Kombinationstherapie (Akupunktur + konventionelle Schlaganfallversorgung) und der alleinigen Schlaganfallversorgung. In allen Studien war die Verringerung des neurologischen Defizits in den Akupunkturgruppen signifikanter, als jene in den Kontrollgruppen. Eine Kombinationstherapie (Akupunktur + elektrische Stimulation + Bobathkonzept) wirkte sich auch bei Schlaganfallpatienten mit einer hemiplegiebedingten Schultersubluxation positiv auf die Kraft und auf die Beweglichkeit der oberen Extremität aus. Dass sich die Akupunktur positiv auf die

24

motorischen Funktionsparameter und auf das neurologische Defizit auswirkt, zeigen die Ergebnisse aus der systematischen Übersichtsarbeit von Wu et al. (2010). Fang et al. (2012) und Shen und Shi (2010) konnten mit Hilfe einer PET-Untersuchung aufzeigen, dass durch die Akupunkturtherapie der Glukosemetabolismus im Gehirn entscheidend gesteigert werden konnte. Somit wurden im Gehirn bilaterale Motorareale besser aktiviert und die Plastizität des Gehirns konnte damit gefördert werden (Fang et al., 2012; Shen, Shi, 2010).

Gao et al. (2012), Shen et al. (2012), Zhuang et al. (2012), Zhang et al. (2009), Ge et al. (2008), Min et al. (2008), Zhang et al. (2008) und Wenli et al. (2007) konnten aufgrund der Akupunkturtherapie signifikante Verbesserungen des Barthel-Index aufzeigen. Beim Vergleich der Kombinationstherapie (konventionelle Versorgung + Akupunktur) mit der konventionellen Versorgung alleine stieg der Barthel-Index jeweils in den Interventionsgruppen signifikanter an als in den Kontrollgruppen (Gao et al., 2012; Shen et al., 2012; Zhang et al., 2009; Min et al., 2008; Wenli et al., 2007). Als einzige Studie konnten Hsieh et al. (2007) mit der Verwendung des FIM keine signifikanten Unterschiede der Ergebnisse zwischen der Akupunkturgruppe und der Kontrollgruppe aufzeigen.

Zusätzlich beobachteten Gao et al. (2012) mit Hilfe des FMA, dem NDS und des Barthel-Index, dass die Kontralateralakupunkturtherapie wirkungsvoller als die traditionelle Akupunkturform war. Zhuang et al. (2012) kamen auch zur Erkenntnis, dass die Akupunktur kombiniert mit Physiotherapie ähnliche Auswirkungen auf den FMA, auf das NDS und auf den Barthel-Index hatte als Akupunktur alleine. Shen et al. (2012) berücksichtigten zusätzlich in ihrer Kontrollgruppe einen Placebo-Effekt (Akupunktur an falschen Punkten). Dabei nahmen der NIHSS, der CSS und der Barthel-Index aufgrund der Kombinationstherapie (Resuscitating Akupunktur + konventionelle Versorgung) gegenüber der alleinigen Konvention entscheidend ab.

Ge et al. (2008) und Zhang et al. (2008) untersuchten die Auswirkungen einer medikamentösen Therapie und der Akupunkturtherapie auf den NDS und auf den Barthel-Index. Sie stellten dabei eine signifikante Verringerung des neurologischen

Defizits und eine Verbesserung der Selbstständigkeit in den Akupunkturgruppen gegenüber den Medizingruppen fest.

4 Diskussion und Limitation mit Ausblick

66 Prozent der chinesischen Doktoren sehen die Akupunkturtherapie als festen Bestandteil der routinemäßigen Schlaganfallversorgung, um den schlaganfallbedingten Funktionsverlust entgegenwirken zu können (Chen et al., 1997, zit. aus Zhao et al., 2012, S. 226). Das Ziel dieser Bachelorarbeit bestand darin, die Auswirkungen der Akupunkturtherapie in der Akutversorgung von Schlaganfallpatienten auf das neurologische Defizit und auf die Selbstständigkeit aufzuzeigen. In Hinblick auf die Beantwortung der Forschungsfrage fließen 14 Studien, die im Zeitraum zwischen 2007 und 2012 publiziert wurden, in den Ergebnisteil ein. Zwar wurden in den Studien unterschiedliche Arten der Akupunktur angewandt, aber dennoch haben alle Akupunkturformen einen ähnlichen Wirkungsmechanismus (Ernst, White, 1996, zit. aus Hsieh et al., 2007, S. 205). Dabei wird die Sauerstoffversorgung des hypoxischen Gewebes, die Zirkulation des Blutes und des Energieflusses verbessert (Kang et al., 2009; Ernst, White, 1996, zit. aus Hsieh et al., 2007, S. 205). Ge et al. (2008) und Zhang et al. (2008) konnten in ihren randomisiert kontrollierten Studien zeigen, dass aufgrund der Akupunkturtherapie die Blutviskosität, der Hämatokrit und das LDL signifikant vermindert werden konnten. Fang et al. (2012) und Shen und Shi (2010) konnten mit Hilfe einer PET-Untersuchung aufzeigen, dass auch der Glukosemetabolismus im Gehirn entscheidend gesteigert werden konnte. Dadurch versucht die nicht betroffene Hemisphäre vermehrt den Bewegungsverlust zu kompensieren. Auch die Rekonstruktion der umliegenden Läsion wird gefördert und die relevanten funktionalen Bereiche werden besser aktiviert (Shen, Shi, 2010). Weiters wird aufgezeigt, dass die Elektroakupunktur bilaterale Motorareale aktiviert und das Nervengewebe in Bezug auf die motorische Funktionalität erregt. Somit wird die Plastizität des Gehirns gefördert (Fang et al., 2012; Helms, Berkeley, 1996, zit. aus Hsieh et al., 2007, S. 205). Zusätzlich ziehen Hsieh et al. (2007) die Annahme in Anbetracht, dass die elektronische Akupunkturtherapie die Muskelkraft stimuliert, die willentliche Bewegungskontrolle unterstützt und den Muskeltonus normalisiert.

Auffallend war, dass die demographischen Merkmale zwischen den Gruppen sehr homogen waren, dadurch konnten die Ergebnisse besser miteinander verglichen werden. Gao et al. (2012), Zhuang et al. (2012), Min et al. (2008), Hsieh et al. (2007) und Wenli et al. (2007) zeigten, dass sich die Kombination der konventionellen Versorgung mit der Akupunkturtherapie bei Schlaganfallpatienten signifikant positiv auf den FMA-Score und somit auf die funktionelle Beeinträchtigung auswirkte. Das neurologische Defizit konnte ebenfalls aufgrund der Intervention aus der traditionellen chinesischen Medizin signifikant verringert werden (Gao et al., 2012; Wang et al., 2012; Zhuang et al., 2012; Wu et al., 2010; Zhang et al., 2009; Ge et al., 2008; Zhang et al., 2008). Auch der Barthel-Index, der den Grad Selbstständigkeit ausdrückt, konnte deutlich verbessert werden (Gao et al., 2012; Shen et al., 2012; Zhuang et al., 2012; Zhang et al., 2009; Ge et al., 2008; Min et al., 2008; Zhang et al., 2008; Wenli et al., 2007). Nur Hsieh et al. (2007) konnten hinsichtlich der Selbstständigkeit keinen signifikanten Gruppenunterschied aufzeigen. Den Studienergebnissen zu Folge konnten die besten Erfolge dann erzielt werden, wenn die Akupunktur mit der konventionellen Rehabilitation mit Physiotherapie gemeinsam angeboten wurde. Daraus geht hervor, dass die Akupunktur keine Physiotherapie ersetzen soll, sondern als zusätzliche Intervention angeboten werden soll (Gao et al., 2012; Shen et al., 2012; Zhang et al., 2009; Min et al., 2008; Hsieh et al., 2007; Shin et al., 2007; Wenli et al., 2007).

Min et al. (2008) erwähnten, dass es wichtig ist, das Rehabilitationskonzept an den individuellen Eigenschaften der Patienten und an das jeweilige Brunnstromstadium anzupassen. Wenn die Rehabilitation bereits in der ersten Brunnstromphase beginnt, kann die Bewegungseinschränkung bei hemiplegischen Patienten und die Abhängigkeit in der Ausübung der Aktivitäten des täglichen Lebens maßgeblich gesenkt werden (Min et al., 2008). Dass mit der Akupunkturtherapie so bald wie möglich begonnen werden soll, zeigte die systematische Übersichtsarbeit von Kong et al. (2010). So waren die Auswirkungen der Intervention hinsichtlich der motorischen Fähigkeiten in der Akutphase zielführender als in der chronischen Phase eines Schlaganfalls (sechs Monate nach Schlaganfall) (Kong et al., 2010). Auch Ge et al. (2008) und Zhang et al. (2008) sind der Meinung, dass mit der Akupunkturtherapie bereits in der Akutversorgung, nachdem die Vitalparameter stabil sind, begonnen werden soll, um so ein besseres Outcome erzielen zu können. Bezüglich der Nebenwirkungen stellte sich die Akupunktur als eine sehr sichere Intervention dar. Bis auf kleine Hämatome konnten keine Nebenwirkungen aufgezeigt werden (Zhuang et al., 2012; Zhao et al., 2012; Kong et al., 2010; Zhang et al., 2008).

Die Studien, die diese Thematik bearbeiteten, wiesen einige Limitationen auf. Alexander et al. (2004) erwähnte dabei die unterschiedliche Qualifikation der Therapeuten. Zu den Praktikern zählten sowohl sehr unerfahrene als auch sehr erfahrene Akupunkteure, die von Fachleuten der traditionell chinesischen Medizin ausgebildet wurden. Die Häufigkeit und der Anwendungszeitraum dieser Maßnahme waren in den Experimenten sehr unterschiedlich. So dauerte die Intervention zwischen 20 und 45 Minuten und reichte von sechs bis 60 Behandlungen. Follow-Up-Messungen stehen für eine bessere Aussagekraft der Intervention und wurden kaum in den Studien durchgeführt. In den identifizierten Arbeiten wurden meistens nur die Gesamtsummen und keine genaue Punkteverteilung in den einzelnen Kategorien der Assessmentinstrumente angeführt. Alexander et al. (2004) führten auch an, dass die Studienteilnehmer in den Interventionsgruppen nicht nur Akupunkturtherapie alleine erhalten, sondern auch mehr Aufmerksamkeit. Auf diese Weise wird den Patienten in den Studiengruppen mehr Zeit geschenkt als jenen in den Kontrollgruppen. Dadurch kann das Studienergebnis ungewollt verfälscht werden (Alexander et al., 2004). Eine große Schwierigkeit bestand darin, einfach oder doppelt verblindete randomiert kontrollierte Studien durchzuführen. Die Patienten kannten meistens die Gruppenkonstellation. Dadurch starteten die Patienten das Experiment mit einer anderen Erwartungshaltung und die Ergebnisse könnten dabei manipuliert werden (Alexander et al., 2004). Kang et al. (2009) schrieben darüber, dass es besonders schwierig ist, die Studienteilnehmer zur Gänze von anderen Interventionen zu isolieren. Auch die Anzahl der Studienteilnehmer war in den bearbeiteten Studien sehr gering, was die statistische Aussagekraft beeinflusste. Die Studie von Shen et al.

(2012) ist jene Arbeit, in der die meisten Studienteilnehmer ausfindig gemacht wurden (n = 287). Weiters wurden nur jene Studien berücksichtigt, welche im Zeitraum zwischen 2002 bis 2012 erschienen sind und nach dem EMED-Format (Mayer, 2007, S. 180) aufgebaut waren. Dabei besteht die Möglichkeit, dass aussagekräftige Literatur für die Beantwortung der Forschungsfrage verloren ging. Eine weitere Limitation dieser Bachelorarbeit ist es, dass die gewählten Studien überwiegend aus dem asiatischen Raum stammen. Die Ärzte und Patienten dort haben eine andere Einstellung zur traditionell chinesischen Medizin und sind mehr damit vertraut als jene in Europa. Während der Recherche nach Literatur war auffallend, dass viele aussagekräftige Studien nur in chinesischer Sprache publiziert wurden. Aufgrund der sprachlichen Barriere konnten diese Studien nicht berücksichtigt werden. Nur die systematischen Übersichtsarbeiten von Wang et al. (2012) und Wu et al. (2010) gewannen ihre Erkenntnisse sowohl von englischen als auch von chinesischen Studien.

Nach der Meinung des Autors der vorliegenden Arbeit ist es besonders wichtig, dass Pflegepersonen über die Funktionsweise und über die Effektivität der Akupunkturtherapie in der Akutversorgung von Schlaganfallpatienten Bescheid wissen, um in dieser Hinsicht edukativ tätig werden zu können. Obwohl das Ärztegesetz besagt, dass die Akupunktur in Österreich nur von Ärzten durchgeführt werden darf, dürfen Hebammen während der Geburtsvorbereitung selbstständig diese Intervention ausüben (Ärztegesetz, 1998). Da die steigenden Zahlen von schlaganfallbedingten Beeinträchtigungen eine zusätzliche effektive Intervention verlangen (Statistik Austria, 2010; Kumar, Swinkels, 2009; Yozbatiran et al., 2006) und das Pflegepersonal in der Schlaganfallversorgung die Mehrheit bildet, wäre es wünschenswert, die Akupunktur in die Pflegepraxis zu implementieren. Denn Angehörige des gehobenen Pflegedienstes sind fähig, Akupunktur zu erlernen und diese anzuwenden (Coghlan, 2006, S.3). Die Akademisierung des Pflegeberufes könnte ein Umdenken in dieser Hinsicht bewirken. An der Donauuniversität in Krems wird bereits ein Masterlehrgang für traditionelle chinesische

Gesundheitspflege angeboten (Donauuniversität Krems, 2012). Darin bestünde die Chance, die Akupunktur als Gegenstand dieses Lehrganges zu verankern.

Es besteht jedoch ein Mangel an einfach oder doppelt verblindeten randomisiert kontrollierten Studien, die einen Placebo-Effekt berücksichtigen. Weiters wären Studien mit einer größeren Probandenzahl erstrebenswert. Nach der Meinung des Autors soll zukünftig hinterfragt werden, wie oft und in welchem Zeitraum die Intervention durchgeführt werden soll, um so die Therapieabstimmung optimieren zu können. Auch die verschiedenen Akupunkturarten sollten miteinander verglichen werden. Unter anderem beobachtete Gao et al. (2012) mit Hilfe des FMA, dem NDS und des Barthel-Index, dass die Kontralateralakupunktur wirkungsvoller als die traditionelle Akupunkturtherapie war. Schockert et al. (2009) zeigten, dass mit der Yamamoto Neue Schädelakupunktur (YNSA) versprechende Ergebnisse erzielt werden können. Mit der YNSA konnten die für die Handlungs- und Bewegungsplanung zuständigen Areale aktiviert werden (Schockert et al., 2009). Dadurch wäre es von großer Bedeutung, auch die YNSA zum Bestandteil zukünftiger Forschungen zu machen.

Aufgrund der volkswirtschaftlichen Bedeutung, eine effektivere Versorgung des Schlaganfalles anbieten zu können, besteht für die Akupunkturtherapie die Chance, Bestandteil der neurologischen Routinetherapie zu werden (Weimar, Diener, 2003, zit. aus Schockert et al., 2009, S. 26).

5   Literaturverzeichnis

Alexander D.; Cen S.; Sullivan K.; Bhavnani G.; Ma X.; Azen S. (2004): Effects of Acupuncture Treatment on Poststroke Motor Recovery and Physical Function: A Pilot Study. In: The American Society of Neurorehabilitation, 18 (4), 259- 267

Alon G.; Levitt A.; McCarthy P. (2008): Functional electrical stimulation (FES) may modify the poor prognosis of stroke survivors with severe motor loss of the upper extremity. In: American Journal of Physical Medicine and Rehabilitation, 87 (8), 627- 636

Ärztegesetz (1998): Information zur Frage der Ausübung heilpraktischer Tätigkeiten in   Österreich. http://bmg.gv.at/cms/home/attachments/6/2/3/CH1170/CMS1287565137177/heilprak tiker-information.pdf (07.11.2012)

Behrens J.; Langer G. (2006): Evidence-based Nursing and Caring. Interpretativhermeneutische und statistische Methoden für tägliche Pflegeentscheidungen. Vertrauensbildende Entzauberung der „Wissenschaft". Bern, Hans Huber Verlag

Braddom R. (1996): Physical Medicine and Rehabilitation. Philadelphia, W.B. Saunders

Capili B.; Weinberg A. (2003): Acupuncture Essential for Nurse Practitoiners. In: Advance for Nurse Practitioners and Physician Assistans, 11 (2), 81

Coghlan A. (2006): Performance of Acupuncture by Nurses. Toronto, College of Nurses of Ontario

Dajpratham P.; Sura P.; Lektrakul N.; Chanchairujira G. (2006): Efficacy of shoulder slings in shoulder subluxation of stroke patients. In: Journal of the Medical Association of Thailand, 89 (12), 2050- 2055

Diener H.; Hacker W.; Forsting M. (2004): Schlaganfall. Stuttgart, Georg Thieme Verlag

Donauuniversität Krems (2012): Traditionelle Chinesische Gesundheitspflege. http://www.donauuni.ac.at/imperia/md/content/studium/umwelt_medizin/tcm/tcg/tcg _informationen_ae_und_msc.pdf (20.11.2012)

Fang Z.; Ning J.; Xiong C.; Shulin Y. (2012): Effects of Electroacupuncture at Head Points on the Function of Cerebral Motor Areas in Stroke Patients: A PET Study. In: Evidence-Based Complementary and Alternative Medicine, 1- 9

Gao H.; Gao X.; Liang G.; Ma B. (2012): Contra-Lateral needling in the treatment of hemiplegia due to acute ischemic stroke. In: Acupuncture and Electro-Therapeutics Research, 37, 1- 12

Ge L.; Su X.; Zheng P.; Zhao Y. (2008): Clinical Research of Acute Stroke Treatment Using Acupuncture. In: Journal of Acupuncture and Tuina Science, 6, 304- 306

Granger C.; Hamilton B; Linacre J.; Heinemann A.; Wright B. (1993): Performance profiles of the functional independence measure. In: American Journal of Physical Medicine and Rehabilitation, 72, 84- 89

Griffin A.; Bernhardt J. (2006): Strapping the hemiplegic shoulder prevents development of pain during rehabilitation: a randomized controlled trial. In: Clinical Rehabilitation, 20, 287- 295

Hennessey R.; Mangold R. (2008): Lebensqualität statt Qualitätskontrolle. In: Pflegenetzt.Care, 1, 16- 17

Hsieh R.; Wang L.; Lee W. (2007): Additional therapeutic effects of electroacupuncture in conjunction with conventional rehabilitation for patients with first-ever ischaemic stroke. In: Journal of Rehabilitation Medicine, 39, 205- 211

Kang H.; Sok S.; Kang J. (2009): Effects of Meridian acupressure for stroke patients in Korea. In: Journal of Clinical Nursing, 18, 2145- 2152

Kim Y.; Hong J.; Na B.; Park S.; Jung W.; Moon S.; Park J.; Ko C.; Cho K.; Bac H. (2008): The Effect of Low versus High Frequency Electrical Acupoint Stimulation on Motor Recovery After Ischemic Stroke by Motor Evoked Potentials Study. In: The American Journal of Chinese Medicine, 36 (1), 45- 54

Kong J.; Lee M.; Shin B.; Song Y.; Ernst E. (2010): Acupuncture for functional recovery after stroke: a systematic review of sham-controlled randomized clinical trials. In: Canadian Medical Association, 182 (16), 1723- 1729

Kumar P.; Swinkels A. (2009): A critical review of shoulder subluxation and its association with other post-stroke complications. In: Physical Therapy Reviews, 14 (1), 13- 25

Liepert J.; Zittel S.; Weiller C. (2007): Improvement of dexterity by single session low-frequency repetitve transcranial magnetic stimulation over the contralesional motor cortex in acute stroke: A double-blind placebo-controlled crossover trial. In: Restorative Neurology and Neurscience, 25, 461- 465

Lynch D.; Ferraro M.; Krol J.; Trudell C.; Christos P.; Volpe B. (2005): Continous passive motion improves shoulder joint integrity following stroke. In: Clinical Rehabilitation, 19, 594- 599

Mahoney F.; Barthel D. (1965): The Barthel Index. In: Maryland State Medical Journal, 14, 61- 65

Mangold S.; Schuster C.; Keller T.; Zimmermann-Schlatter A.; Ettlin T. (2009): Motor training of upper extremity with functional electrical stimulation in early stroke rehabilitation. In: Neurorehabilitation and Neural Repair, 23, 184- 190

Masiero S.; Armani M.; Rosati G. (2011): Upper- limb robot- assisted therapy in rehabilitation of acute stroke patients: Focused review and results of new randomized controlled trial. In: Journal of Rehabilitation Research and Development, 48, 355- 366

Mayer H. (2007): Pflegeforschung kennenlernen. Wien, Facultas

Min M.; Xin C.; Yuefeng C.; Ping R.; Jian L. (2008): Stage-oriented Comprehensive Acupuncture Treatment plus Rehabilitation Training for Apoplectic Hemiplegia. In: Journal of Chinese Medicine, 28 (2), 90- 93

Rabadi M.; Galgano M.; Lynch D.; Akerman M.; Lesser M.; Volpe B. (2008): A pilot study of activity therapy in the arm motor recovery post stroke: a randomized controlled trial. In: Clinical Rehabilitation, 22, 1071- 1082

Radomski M.; Latham C. (2008): Occupational Therapy for physical Dysfunction. Baltimore, Philadelphia, Lippincott Williams & Wilkins, a Wolters Kluwer business

Sanford J.; Moreland J.; Swanson L.; Stratford P.; Gowland C. (1993): Reliability of the Fugl-Meyer Assessment for Testing Motor Performance in Patients Following Stroke. In: Journal of the American Physical Therapy Association, 73, 447- 454

Schockert T.; Schnitker R.; Boroojerdi B.; Vietzke K.; Smith Q.; Yamamoto T.; Kastrau F. (2009): Kortikale Aktivierung durch Yamamoto Neue Schädelakupunktur (YNSA) in der Behandlung von Schlaganfallpatienten- Eine Sham-kontrollierte Studie mit Hilfe der funktionellen Kernspintomographie. In: Deutsche Zeitschrift für Akupunktur, 52 (1), 21- 29

Schubert F.; Lalouscheck W. (2006): Schlaganfall. In: Lehrner J.; Pusswald G.; Fertel E.; Strubreither W.; Kryspin-Exner I. (Hg.) (2006): Klinische Neuropsychologie: Grundlagen- Diagnostik- Rehabilitation. Wien, New York, Springer- Verlag, 303- 314

Shen P.; Kong L.; Ni L.; Guo H.; Yang S.; Zhang L.; Zhang Z.; Guo J.; Xiong J.; Zhen Z.; Shi X. (2012): Acupuncture Intervention in Ischemic Stroke: A Randomized Controlled Prospective Study. In: The American Journal of Chinese Medicine, 40 (4), 685- 693

Shen P.; Shi X. (2010): Resuscitating acupuncture therapy for glucose metabolism in acute cerebral infarction of basalganglia. In: Neural Regeneration Research, 5 (14), 1050- 1054

Shin B.; Lim H.; Lee M. (2007): Effectiveness of combined acupuncture therapy and conventional treatment on shoulder range of motion and motor power in stroke patients with hemiplegic shoulder subluxation: a pilot study. In: International Journal of Neursoscience, 117, 519- 523

Stastik Austria (2010): Anzahl der unterschiedlichen medizinischen Einzelleitungen bei Spitalentlassungen 2009 und 2010.
http://www.statistik.at/web_de/statistiken/gesundheit/stationaere_aufenthalte/medizis che_leistungen/index.html (28.05.2012)

Teasell R.; Bhogal S.; Foley N.; Speechley M. (2011): Evidence-based review of stroke rehabilitation: Painful hemiplegic shoulder.
http://www.ebrsr.com/uploads/Module-11_hemiplegic-shoulder.pdf (19.05.2012)

Tesak J.; Springer L.; Schrey-Dern D. (2006): Forum Logopädie. Einführung in die Aphasiologie. Stuttgart, Georg Thieme Verlag

Wang Y.; Shen J.; Wang X.; Fu D.; Chen C.; Lu L.; Xie C.; Fang J.; Zheng G. (2012): Scalp Acupuncture for Acute Ischemic Stroke: a meta-analysis of randomized controlled trials. In: Journal of Traditional Chinese Medicine, 1- 19

Wenli Z.; Lihua F.; Xiaohong J.; Jianping F.; Yin X. (2007): Clinical Observation on Therapeutic Effects of the Point-Penetrating Method in Acupuncture Treatment of Spastic Hemiparalysis Due to Cerebrovascular Disorders. In: Journal of Traditional Chinese Medicine, 27 (3), 170- 172

Wu P.; Mills E.; Mohrer D.; Seely D. (2010): Acupuncture in Poststroke Rehabilitation: A Systematic Review and Meta-Analysis of Randomized Trials. In: American Heart Association Journals, 41, 171- 179

Yozbatiran N.; Donmez B.; Kayak N.; Bozan O. (2006): Electrical stimulation of wrist and fingers for sensory and functional recovery in acute hemiplegia. In: Clinical Rehabilitation, 20, 4- 11

Zeyfang A.; Hagg-Grün U.; Nikolaus T. (2008): Basiswissen Medizin des Alterns und des alten Menschen. Heidelberg, Springer Verlag

Zhang L.; Ge L.; Chen L.; Wu Y. (2008): Clinical Study on Early Acupuncture for Acute Ischemic Stroke. In: Journal of Acupuncture and Tuina Science, 6, 222- 226

Zhang N.; Huang T.; Liu G.; Hou Y.; Liu S.; Luo J.; Li J.; Ge H. (2009): Effect of Acupuncture and Rehabilitation Training on Barthel Index in Early-stage of Stroke cases. In: Journal of Acupuncture and Tuina Science, 7, 143- 146

Zhao X.; Du Y.; Liu P.; Wang S. (2012): Acupuncture for Stroke: Evidence of Effectiveness, Safety and Cost From Systematic Reviews. In: Topics in Stroke Rehabilitation, 19 (3), 226- 233

Zhuang L.; Xu S.; D'Adamo C.; Jia C.; He J.; Han D.; Lao L. (2012): An Effectiveness Study Comparing Acupuncture, Physiotherapy, and their Combination in Poststroke Rehabilitation: A Multicentered, Randomized, Controlled Clinical Trial. In: Alternative Therapies in Health and Medicine, 18 (3), 8- 14

6   Anhang

Anhang 1: Fugl-Meyer Assessment

Anhang 2: Functional Independence Measure

Anhang 3: Barthel-Index

Anhang 4: Brunnstrom Stages of Recovery

Anhang 5: Behrens und Langer- Levels of Evidence

Anhang 6: EMED-Format

Anhang 7: Suchprotokoll

6.1 Anhang 1: Fugl-Meyer Assessment (Sanford et al., 1993)

Patient's Name _____   Patient No. _____

Therapist's Name _____   Date _____

UPPER EXTREMITY		LOWER EXTREMITY	
A. Shoulder/Elbow/Forearm		E. Hip/Knee/Ankle	
I. Reflex activity		I. Reflex activity	
Flexors —Biceps	☐	Flexors —Hamstrings	☐
—Finger flexors	☐	—Achilles	☐
Extensors—Triceps	☐	Extensors—Patellar	☐
II. a. Flexor synergy		II. a. Flexor synergy	
Shoulder—Retraction	☐	Hip —Flexion	☐
—Elevation	☐	Knee —Flexion	☐
—Abduction	☐	Ankle—Dorsiflexion	☐
—Outward rotation	☐	b. Extensor synergy	
Elbow —Flexion	☐	Hip —Extension	☐
Forearm —Supination	☐	—Adduction	☐
b. Extensor synergy		Knee—Extension	☐
Shoulder—Adduction/Inward rotation	☐	Ankle—Plantar flexion	☐
Elbow —Extension	☐	III. Knee—Flexion	☐
Forearm —Pronation	☐	Ankle—Dorsiflexion	☐
III. Hand to lumbar spine		IV. Knee—Flexion	☐
Hand —Move to lumbar spine	☐	Ankle—Dorsiflexion	☐
Shoulder —Flexion 0°–90°	☐	V. Normal reflex activity	
Elbow 90°—Pronation/supination	☐	Flexors —Hamstrings	☐
IV. Shoulder —Abduction 0°–90°	☐	—Achilles	☐
—Flexion 90°–180°	☐	Extensors—Patellar	☐
Elbow 0° —Pronation/supination	☐	*Total—Hip/Knee/Ankle*	☐
V. Normal reflex activity	☐	F. Coordination/Speed	
Total—Shoulder/Elbow/Forearm	☐	Tremor	☐
B. Wrist		Dysmetria	☐
Elbow 90°—Wrist stability	☐	Speed	☐
Elbow 90°—Wrist flexion/extension	☐	*Total—Coordination/Speed*	☐
Elbow 0° —Wrist stability	☐	*Total Motor Score for the Lower Extremity*	☐
Elbow 0° —Wrist flexion/extension	☐	G. Balance	
Circumduction	☐	Sit without support	☐
Total—Wrist	☐	Parachute reaction, nonaffected side	☐
C. Hand		Parachute reaction, affected side	☐
Fingers mass flexion	☐	Supported standing	☐
Fingers mass extension	☐	Standing without support	☐
Grasp a	☐	Stand on nonaffected leg	☐
Grasp b	☐	Stand on affected leg	☐
Grasp c	☐	*Total Score—Balance*	☐
Grasp d	☐	H. Sensation	
Grasp e	☐	a. Light touch	
Total—Hand	☐	Arm	☐
D. Coordination/Speed		Palm	☐
Tremor	☐	Leg	☐
Dysmetria	☐	Plantar	☐
Speed	☐		
Total—Coordination/Speed	☐		
Total Motor Score for the Upper Extremity	☐		

(continued)

b. Position						Motion/Pain	
	Shoulder	☐		Hip	Flexion	☐	☐
	Elbow	☐			Abduction	☐	☐
	Wrist	☐			Outward rotation	☐	☐
	Thumb (interphalangeal)	☐			Inward rotation	☐	☐
	Hip	☐		Knee	Flexion	☐	☐
	Knee	☐			Extension	☐	☐
	Ankle	☐		Ankle	Dorsiflexion	☐	☐
	Great toe	☐			Plantar flexion	☐	☐
Total Score—Sensation		☐		Foot	Pronation	☐	☐
I. Passive Joint Motion/Joint Pain					Supination	☐	☐
		Motion/Pain		*Total Score—Passive Joint Motion/Joint Pain*		☐	☐
Shoulder	Flexion	☐	☐	*SUMMARY*			
	Abduction >90°	☐	☐	A. Shoulder/Elbow/Forearm			☐
	Outward rotation	☐	☐	B. Wrist			☐
	Inward rotation	☐	☐	C. Hand			☐
Elbow	Flexion	☐	☐	D. Coordination/Speed			☐
	Extension	☐	☐	*Total Upper Extremity*			☐
Forearm	Pronation	☐	☐	E. Hip/Knee/Ankle			☐
	Supination	☐	☐	F. Coordination/Speed			☐
Wrist	Flexion	☐	☐	*Total Lower Extremity*			☐
	Extension	☐	☐	G. Balance			☐
Fingers	Flexion	☐	☐	H. Sensation			☐
	Extension	☐	☐	I. Passive Joint Motion/Joint Pain		☐ M	☐ P
				TOTAL SCORE			☐

6.2 Anhang 2: Fuctional Independence Measure (Granger et al., 1993)

Motorischer FIM

Funktion	Punkte
Selbstversorgung	
Essen und Trinken	1/2/3/4/5/6/7
Körperpflege	1/2/3/4/5/6/7
Baden, Duschen und Waschen	1/2/3/4/5/6/7
Ankleiden Oberkörper	1/2/3/4/5/6/7
Ankleiden Unterkörper	1/2/3/4/5/6/7
Intimpflege	1/2/3/4/5/6/7
Kontinenz	
Harnkontinenz	1/2/3/4/5/6/7
Stuhlkontinenz	1/2/3/4/5/6/7
Transfer	
ins Bett, auf Stuhl oder Rollstuhl	1/2/3/4/5/6/7
auf Toilettensitz	1/2/3/4/5/6/7
in Dusche oder Badewanne	1/2/3/4/5/6/7
Fortbewegung	
Gehen oder Rollstuhlfahren	1/2/3/4/5/6/7
Treppensteigen	1/2/3/4/5/6/7
Summe maximal	91

Kognitiver FIM

Funktion	Punkte
Kommunikation	
Verstehen	1/2/3/4/5/6/7
Sichausdrücken	1/2/3/4/5/6/7
Soziales	
soziales Verhalten	1/2/3/4/5/6/7
Problemlösen	1/2/3/4/5/6/7
Gedächtnis	1/2/3/4/5/6/7
Summe maximal	35

Einstufung auf der Punkteskala

Grad der Selbständigkeit	Punkte
Vollständige Unabhängigkeit	7

42

Grad der Selbständigkeit	Punkte
Unabhängigkeit nur bei Gebrauch von Hilfsmitteln oder erhöhtem Zeitaufwand	6
Hilfestellung ohne körperlichen Kontakt oder nur zur Vorbereitung	5
Hilfestellung bei minimalem Kontakt; Pat. 75–99 %	4
Mäßige Hilfestellung; Pat. 50–74 %	3
Erhebliche Hilfestellung; Pat. 25–49 %	2
Vollständige Hilfestellung; Pat. < 25 % oder nicht beurteilbar	1

6.3   Anhang 3: Barthel-Index (Mahoney, Barthel, 1965)

Alltagsfunktionen	Punkte
Essen	
komplett selbständig oder selbständige PEG-Beschickung/-Versorgung	10
Hilfe bei mundgerechter Vorbereitung, aber selbständiges Einnehmen oder Hilfe bei PEG-Beschickung/-Versorgung	5
kein selbständiges Einnehmen und keine MS/PEG-Ernährung	0
Aufsetzen & Umsetzen	
komplett selbständig aus liegender Position in (Roll-)Stuhl und zurück	15
Aufsicht oder geringe Hilfe (ungeschulte Laienhilfe)	10
erhebliche Hilfe (geschulte Laienhilfe oder professionelle Hilfe)	5
wird faktisch nicht aus dem Bett transferiert	0
Sich waschen	
vor Ort komplett selbständig inkl. Zähneputzen, Rasieren und Frisieren	5
erfüllt "5" nicht	0
Toilettenbenutzung	
vor Ort komplett selbständige Nutzung von Toilette oder Toilettenstuhl inkl. Spülung / Reinigung	10
vor Ort Hilfe oder Aufsicht bei Toiletten- oder Toilettenstuhlbenutzung oder deren Spülung / Reinigung erforderlich	5
benutzt faktisch weder Toilette noch Toilettenstuhl	0
Baden/Duschen	
selbständiges Baden oder Duschen inkl. Ein-/Ausstieg, sich reinigen und abtrocknen	5
erfüllt "5" nicht	0
Aufstehen & Gehen	
ohne Aufsicht oder personelle Hilfe vom Sitz in den Stand kommen und mindestens 50 m ohne Gehwagen (aber ggf. mit Stöcken/Gehstützen) gehen	15
ohne Aufsicht oder personelle Hilfe vom Sitz in den Stand kommen und mindestens 50 m mit Hilfe eines Gehwagens gehen	10
mit Laienhilfe oder Gehwagen vom Sitz in den Stand kommen und Strecken im Wohnbereich bewältigen alternativ: im Wohnbereich komplett selbständig im Rollstuhl	5
erfüllt "5" nicht	0

Treppensteigen

ohne Aufsicht oder personelle Hilfe (ggf. inkl. Stöcken/Gehstützen) mindestens ein Stockwerk hinauf- und hinuntersteigen	10
mit Aufsicht oder Laienhilfe mind. ein Stockwerk hinauf und hinunter	5
erfüllt "5" nicht	0

An- und Auskleiden

zieht sich in angemessener Zeit selbständig Tageskleidung, Schuhe (und ggf. benötigte Hilfsmittel z.B. Antithrombose-Strümpfe, Prothesen) an und aus	10
kleidet mindestens den Oberkörper in angemessener Zeit selbständig an und aus, sofern die Utensilien in greifbarer Nähe sind	5
erfüllt "5" nicht	0

Stuhlkontinenz

ist stuhlkontinent, ggf. selbständig bei rektalen Abführmaßnahmen oder AP-Versorgung	10
ist durchschnittlich nicht mehr als 1x/Woche stuhlinkontinent oder benötigt Hilfe bei rektalen Abführmaßnahmen / AP-Versorgung	5
ist durchschnittlich mehr als 1x/Woche stuhlinkontinent	0

Harninkontinenz

ist harnkontinent oder kompensiert seine Harninkontinenz / versorgt seinen DK komplett selbständig und mit Erfolg (kein Einnässen von Kleidung oder Bettwäsche)	10
kompensiert seine Harninkontinenz selbständig und mit überwiegendem Erfolg (durchschnittlich nicht mehr als 1x/Tag Einnässen von Kleidung oder Bettwäsche) oder benötigt Hilfe bei der Versorgung seines Harnkathetersystems	5
ist durchschnittlich mehr als 1x/Tag harninkontinent	0
Summe maximal	**100**

DEFINITION 25-1

Stages of Recovery of the Upper Extremity

Arm

I.   Flaccidity: no voluntary movement or stretch reflexes

II. Synergies can be elicited reflexively; flexion develops before extension; spasticity developing

III. Beginning voluntary movement, but only in synergy; increased spasticity, which may become marked

IV. Some movements deviating from synergy:
   a. Hand behind back
   b. Arm to forward horizontal position
   c. Pronation and supination with the elbow flexed to 90°; spasticity decreasing

V.   Independence from basic synergies
   a. Arm to side horizontal position
   b. Arm forward and overhead
   c. Pronation and supination with elbow fully extended; spasticity waning

VI. Isolated joint movements freely performed with near normal coordination; spasticity minimal

6.5 Anhang 4: Behrens und Langer (2006, S. 136)

Grad	Interventionsstudie
1a	homogene Systematische Übersichtsarbeit/Meta-Analyse von RCTs
1b	einzelne RCT (mit engem Konfidenzintervall)
2a	homogene Systematische Übersichtsarbeit/Meta-Analyse von Kohortenstudien
2b	einzelne Kohortenstudie (inkl. RCT minderer Qualität, z.b. Follow-up <80%)
3a	homogene Systematische Übersichtsarbeit/Meta-Analyse von Fall-Kontroll-Studien
3b	einzelne Fall-Kontroll-Studie
4	Fallserien und qualitativ mindere Kohorten- und Fall-Kontroll-Studien
5	Meinungen von Experten, Konsensuskonferenzen, Erfahrungen von Autoritäten

6.6 Anhang 5: EMED-Format (Mayer, 2007, S. 180)

In der Einleitung werden die Ausgangslage bzw. die Problemstellung, die Forschungsfrage(n) (bei quantitativen und vor allem experimentellen Untersuchungen: die Hypothesen) und die Ziele der Arbeit geschildert. Im theoretischen Teil wird kurz der theoretische Hintergrund beschrieben. (Dieser Teil wird in vielen Forschungsartikeln aus Platzgründen stark gekürzt dargestellt oder sogar weggelassen.) Der Methodenteil dient dazu, die Vorgangsweise bei der Arbeit nachvollziehbar zu machen. Hier sollten die Methode der Datenerhebung und -auswertung, die Vorgangsweise bei der Erhebung der Daten und die Stichprobe geschildert werden. In den letzten beiden Abschnitten werden die Ergebnisse dargestellt, diskutiert und schließlich Schlussfolgerungen aus ihnen gezogen. Eine Zusammenfassung bildet meist das Ende eines Forschungsartikels.

Wenn Sie eine Forschungsarbeit verstehen und ihre Ergebnisse weiter nutzen wollen, so sollten Sie eine Zusammenfassung erstellen. Diese können Sie nach dem EMED-Format (EMED = Einleitung – Methoden – Ergebnisse – Diskussion) durchführen:

- ▶ **Einleitung** (Warum haben die Autorinnen diese Fragestellung gewählt?)
  - • Wer ist die Autorin der Studie?
  - • Was war das Problem, der Anstoß zu dieser Studie?
  - • Welches Ziel wurde mit der Studie verfolgt?
  - • Wie lautet (lauten) die Forschungsfrage(n), die Hypothese(n)?
- ▶ **Methoden** (Wie wurde die Fragestellung bearbeitet?)
  - • Welcher Forschungsansatz wurde gewählt?
  - • Welches Design wurde gewählt?
  - • Mit welchen Methoden wurden die Daten erhoben?
  - • Wer wurde beforscht (Stichprobe)?
  - • Wie wurden die Teilnehmerinnen rekrutiert (Stichprobengewinnung)?
  - • Mit welchen Methoden wurden die Daten ausgewertet?
- ▶ **Ergebnisse** (Was wurde gefunden?)
- ▶ **Diskussion** (Was bedeuten die Ergebnisse?)

vgl. Greenhalgh 2000, S. 55

Leider ist nicht überall, wo „Forschung draufsteht" „Wissenschaft drin", d. h. nicht alles, was publiziert wird, ist von hoher Qualität. Die Frage, die man sich beim Lesen einer Forschungsarbeit immer stellen muss, ist: „**Wie viel Vertrauen kann ich in diesen Forschungsbericht haben?** Wie ist seine wissenschaftliche Qualität?" Diese Frage zu beantworten, d. h. die kritische Beurteilung von wissenschaftlichen Arbeiten, setzt

6.7 Anhang 6: Suchprotokoll

Datenbank	Suchwörter	Treffer	Relevante Treffer	Bemerkungen
Cinahl				
	Stroke OR acute stroke NOT chronic	37.176	0	
	Stroke OR acute stroke NOT chronic AND acupuncture	149	0	
	Stroke OR acute stroke NOT chronic AND acupuncture AND recovery	27	2	Gao et al. (2012); Wu et al. (2010)
	Stroke OR acute stroke NOT chronic AND acupuncture AND recovery AND hemiplegic	15	2	Gao et al. (2012)*; Zhuang et al. (2012)
	Stroke OR acute stroke NOT chronic AND acupuncture AND recovery	36	4	Gao et al. (2012)*; Zhuang et al. (2012)*; Wu et al. (2010)*
	Stroke OR acute stroke NOT chronic AND acupuncture OR electroacupuncture AND outcome	21	2	Shen et al. (2012); Zhuang et al. (2012)*
	Cerebrovascular OR acute stroke AND hemiplegic OR paralysis AND acupuncture	4	1	Gao et al. (2012)*
	Stroke OR acute stroke NOT chronic AND acupuncture OR electroacupuncture AND motor	24	2	Gao et al. (2012)*; Zhuang et al.

				(2012)*
Medline				
	Stroke OR acute stroke NOT chronic	145.147	0	
	Stroke OR acute stroke NOT chronic AND acupuncture	330	0	
	Stroke OR acute stroke NOT chronic AND acupuncture AND recovery	54	4	Gao et al. (2012)*; Wang et al. (2012); Wu et al. (2010)*; Min et al. (2008)
	Stroke OR acute stroke NOT chronic AND acupuncture AND recovery AND hemiplegic	53	4	Gao et al. (2012)*; Zhuang et al., (2012)*; Min et al. (2008)*; Shin et al. (2007)
	Stroke OR acute stroke NOT chronic AND acupuncture AND recovery	53	9	Gao et al. (2012)*; Shen et al. (2012)*; Zhuang et al. (2012)*; Wu et al. (2010)*; Zhang et al. (2009); Ge et al. (2008); Min et al.

				(2008)*; Zhang et al. (2008); Shin et al. (2007)*
	Stroke OR acute stroke NOT chronic AND acupuncture OR electroacupuncture AND outcome	57	4	Shen et al. (2012)*; Zhuang et al. (2012)*; Shen, Shi (2010); Hsieh et al. (2007)
	Cerebrovascular OR acute stroke AND hemiplegic OR paralysis AND acupuncture	11	2	Gao et al. (2012)*; Wenli et al. (2007)
	Stroke OR acute stroke NOT chronic AND acupuncture OR electroacupuncture AND motor	55	6	Fang et al. (2012); Gao et al. (2012)*; Zhuang et al. (2012)*; Min et al. (2008)*; Hsieh et al. (2007)*; Shin et al. (2007)*
Academic Search Premier				
	Stroke OR acute stroke NOT chronic	69.483	0	
	Stroke OR acute stroke NOT	93	0	

	chronic AND acupuncture			
	Stroke OR acute stroke NOT chronic AND acupuncture AND recovery	18	0	
	Stroke OR acute stroke NOT chronic AND acupuncture AND recovery AND hemiplegic	8		Zhuang et al. (2012)*; Shin et al. (2007)*
	Stroke OR acute stroke NOT chronic AND acupuncture AND recovery	35	3	Shen et al. (2012)*; Zhuang et al. (2012)*; Shin et al. (2007)*
	Stroke OR acute stroke NOT chronic AND acupuncture OR electroacupuncture AND outcome	21	2	Shen et al. (2012)*; Zhuang et al. (2012)*
	Cerebrovascular OR acute stroke AND hemiplegic OR paralysis AND acupuncture	4	1	Shin et al. (2007)*
	Stroke OR acute stroke NOT chronic AND acupuncture OR electroacupuncture AND motor	18	1	Shin et al. (2007)*

*jene Studien, die anhand unterschiedlicher Kombinationen der Suchbegriffe doppelt in den Datenbanken gefunden worden sind

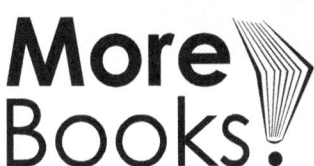
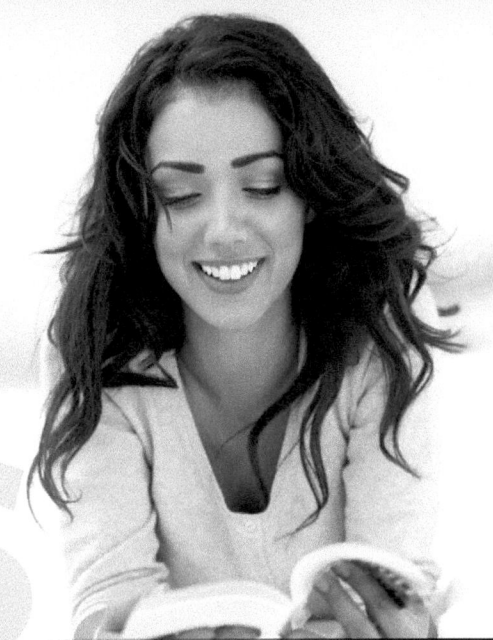
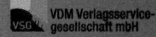

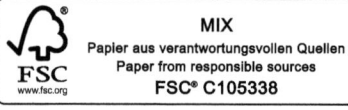

Printed by Books on Demand GmbH, Norderstedt / Germany